Waqar Jeelani
Mubassar Fida

Variações no momento do surto de crescimento na adolescência

Waqar Jeelani
Mubassar Fida

Variações no momento do surto de crescimento na adolescência

ScienciaScripts

Imprint

Any brand names and product names mentioned in this book are subject to trademark, brand or patent protection and are trademarks or registered trademarks of their respective holders. The use of brand names, product names, common names, trade names, product descriptions etc. even without a particular marking in this work is in no way to be construed to mean that such names may be regarded as unrestricted in respect of trademark and brand protection legislation and could thus be used by anyone.

Cover image: www.ingimage.com

This book is a translation from the original published under ISBN 978-3-330-65156-2.

Publisher:
Sciencia Scripts
is a trademark of
Dodo Books Indian Ocean Ltd. and OmniScriptum S.R.L publishing group

120 High Road, East Finchley, London, N2 9ED, United Kingdom
Str. Armeneasca 28/1, office 1, Chisinau MD-2012, Republic of Moldova, Europe
Printed at: see last page
ISBN: 978-620-8-15674-9

DEDICAÇÕES

Este livro é carinhosamente dedicado aos meus colegas de casa, que não eram apenas colegas de profissão, mas também professores, amigos e familiares.

~ Waqar

LISTA DE ABREVIATURAS

Abbreviations	Terms
CVM	Cervical vertebrae maturation
CVMS	Cervical vertebral maturation stages
SMI	Skeletal maturity indicator
CVMI	Cervical vertebrae maturation index
CS	Cervical stages
C2	Second cervical vertebra
C3	Third cervical vertebra
C4	Fourth cervical vertebra
ANS	Anterior nasal spine
FHP	Frankfort horizontal plane
LAFH	Lower anterior facial height
TAFH	Total anterior facial height
BSSO	Bilateral sagittal split osteotomy
BMI	Body mass index

CAPÍTULO 1 INTRODUÇÃO:

Uma relação adequada entre as diferentes estruturas craniofaciais é o fator chave que determina o equilíbrio geral e a estética da face.3 As desarmonias entre as diferentes estruturas faciais podem ocorrer nos três planos, ou seja, vertical, sagital e transversal. [1] Sassouni classificou as formas faciais em faces longas, médias e curtas, de acordo com o padrão facial vertical, e em classes esqueléticas I, II e III, de acordo com o padrão facial sagital. Esta classificação das formas faciais tornou-se parte integrante da ciência da ortodontia.

A especialidade da ortodontia ocupa-se da estética, da função e da estabilidade da dentição e das estruturas circundantes. A regulação do crescimento facial nos planos vertical e sagital para obter uma relação mais harmoniosa entre os diferentes ossos faciais faz frequentemente parte do tratamento ortodôntico. [23] A mudança no crescimento facial é melhor conseguida durante o surto de crescimento adolescente, quando os diferentes ossos faciais estão a crescer a um ritmo favorável. No entanto, em pacientes adultos, onde o surto de crescimento pubertário está essencialmente completo, a correção cirúrgica da relação anormal dos maxilares é a base do tratamento. O início do tratamento ortodôntico na fase de maturidade esquelética ideal de cada paciente é necessário para alcançar o resultado mais favorável com um risco mínimo de morbidade.[3]

Estudos longitudinais baseados em telerradiografias laterais têm revelado grandes diferenças individuais no início e na duração do surto de crescimento puberal.[4] Nesse contexto, determinar o momento do início e a duração do surto de crescimento puberal em um paciente individual é um importante objetivo do diagnóstico ortodôntico, pois permite a diferenciação entre crianças da mesma idade cronológica, mas com diferentes graus de maturação esquelética.[4] Intervenções ortognáticas em pacientes em crescimento estão associadas a um alto risco de recidiva. A continuação do crescimento numa direção indesejável pode pôr em causa as correcções

pode ser alcançado através da cirurgia ortognática. Neste contexto, o diagnóstico correto da conclusão do surto de crescimento na adolescência está a tornar-se cada vez mais importante.

Os métodos comuns para avaliar a maturidade esquelética incluem o aumento do peso corporal e da altura, a maturação esquelética da mão e do pulso, o desenvolvimento dentário, as alterações sexuais e a maturação das vértebras cervicais.[5-8] O método de maturação das vértebras cervicais (CVM) é mais importante em ortodontia do que os outros métodos. [9]Franchi e colaboradores relataram várias vantagens do método CVM na avaliação da maturidade esquelética de um indivíduo. Essas vantagens incluem: aproximadamente 95% de concordância entre o intervalo de crescimento na MCV e o pico puberal; facilidade de avaliação da forma das vértebras cervicais; e mais de 98% de confiabilidade interexaminadores; além disso, esse método elimina a necessidade de uma segunda exposição à radiação para determinar a idade esquelética do paciente. A utilização da CVM para avaliar o surto de crescimento pubertário foi descrita pela primeira vez por Lamparski em 1979.[10] Posteriormente, outros investigadores redefiniram este método e propuseram várias modificações. [3,11,12123] Atualmente, o método modificado de Baccetti et al. e uma revisão introduzida em 2005 são os dois métodos mais utilizados para avaliar o estado de desenvolvimento de pacientes ortodônticos.

Vários pesquisadores relataram a idade média de conclusão do surto de crescimento em diferentes populações, o que marca o momento apropriado para a cirurgia ortognática. [13]Rasoolet al conduziram um estudo com 100 crianças paquistanesas para determinar o tempo de conclusão do surto de crescimento puberal usando o método CVM. Eles relataram que o surto de crescimento puberal é essencialmente completado na idade de 14,07 e 15,00 anos em mulheres e homens, respetivamente. Por outro lado, verificou-se que esta idade era de 14,13 anos para as raparigas e de 14,76 anos para os rapazes de origem norte-americana.[14] As diferenças étnicas e de gênero no momento do surto de crescimento puberal podem influenciar significativamente o resultado a curto e longo prazo do tratamento ortodôntico.

A relação entre a morfologia facial e os diferentes momentos do surto de crescimento pubertário foi investigada por vários investigadores. [15]Armond et al. mostraram que o risco de início precoce do surto de crescimento pubertário é duas vezes maior em pacientes com más oclusões esqueléticas de Classe II do que em pacientes com más oclusões esqueléticas de Classe I. [16]Da mesma forma, Gottimukkalaet al realizaram um estudo com 100 crianças indianas e relataram uma discrepância significativa na idade média da MCV em pacientes com alturas faciais curtas e longas. Uma vez que o sucesso da ortodontia funcional e da cirurgia ortognática depende da avaliação precisa da maturidade esquelética, uma análise minuciosa da relação entre os diferentes padrões faciais verticais e sagitais e o momento do surto de crescimento na adolescência é de extrema importância no diagnóstico ortodôntico e no planejamento do tratamento.

A maturidade esquelética de um indivíduo é a estimativa do grau de ossificação dos vários ossos do esqueleto humano. O desenvolvimento do sistema esquelético inicia-se no período pré-natal e prolonga-se até aos primeiros anos da idade adulta. A sequência de ossificação óssea é geralmente a mesma em todas as pessoas; no entanto, o momento destas alterações varia muito de doente para doente.[11]

A determinação do estado de maturidade esquelética é da maior importância para o diagnóstico e planeamento do tratamento ortodôntico. O momento ideal para o tratamento ortodôntico ou de cirurgia oral está diretamente relacionado com o reconhecimento do estado de crescimento de um paciente.[12]

Métodos de avaliação da maturidade do esqueleto:

A idade cronológica é um dos métodos mais comummente utilizados para prever o estado de maturidade esquelética de um doente. No entanto, vários investigadores demonstraram que a idade cronológica é um mau indicador do estado de desenvolvimento de uma criança.[17] A etnia, o estado nutricional e a saúde geral de uma pessoa são os factores determinantes mais importantes do momento da maturação do esqueleto.[18] Devido às grandes diferenças, a utilização da idade cronológica para avaliar o estado de maturação de um doente já não é recomendada.

O desenvolvimento das caraterísticas sexuais secundárias é considerado um método fiável para avaliar as diferentes fases do surto de crescimento durante a puberdade e tem sido utilizado por vários investigadores para prever o crescimento restante de um determinado indivíduo. A idade da menarca nas raparigas, a mudança de voz e o aparecimento de pêlos faciais nos rapazes são bons indicadores do estádio de desenvolvimento de uma criança.[7]

Os métodos de raios X mais utilizados para avaliar a maturidade do esqueleto são:

- Idade dentária
- Radiografias da mão e do pulso
- Maturação da coluna cervical

Idade dentária:

A maioria dos métodos de avaliação da idade dentária utiliza uma radiografia panorâmica de toda a dentição para avaliar o estágio de desenvolvimento dos brotos dos dentes permanentes. A sequência de mineralização do dente começa com a formação da cúspide e continua na direção apical até que a formação da raiz esteja completa. Uma vez que as radiografias panorâmicas fazem parte de um exame dentário de rotina, podem ser muito úteis para avaliar a maturação dentária e esquelética de um determinado doente.[19]

[20]Um método de avaliação da maturação dentária foi apresentado por Nolla em 1960. Realizou um estudo longitudinal com 50 crianças (25 rapazes e 25 raparigas), durante o qual efectuou radiografias anuais. Ele dividiu o desenvolvimento dentário em 10 estágios discretos. No entanto, se um dente estivesse entre dois estágios, ele sugeriu adicionar um valor de 0,5 ao estágio inferior para obter um valor aproximado. Uma vez recolhidos os dados, o desenvolvimento da mineralização dentária foi traçado em relação à idade cronológica em meses. Considerou o desenvolvimento dentário como um processo linear, sem fases de aceleração ou desaceleração. Os valores dos exames anuais da amostra de Nolla foram calculados como média para desenvolver um método de avaliação da idade dentária. Dez estágios de mineralização dentária de acordo com o método de Nolla estão listados na Tabela I.

Tabela 1: Dez fases de formação dos dentes segundo Nolla[20]

Stage	Definition
0	Absence of crypt: no sign of tooth development is apparent
1	Presence of crypt: crypt is formed but no mineralization has begun
2	Initial calcification: amelogenesis has begun on the cusp tips
3	One-third of crown completed: amelogenesis is 1/3 the way to the cervical margin
4	Two-thirds of crown completed
5	Crown almost completed: morphologically, the crown has mineralized to just short of the cervical margin
6	Crown completed: morphologically, the crown has mineralized but root formation has not begun
7	One-third of root completed: the radiographic morphology of the root is 1/3 of its projected final size
8	Two-thirds of root completed
9	Root almost completed: full root length has been achieved but apex is still open
10	Root completed: apical end of root completed and apex is closed

[21]Moorrees e colaboradores realizaram uma análise completa do desenvolvimento dentário em 1963. O que foi único no nosso estudo foi o facto de eles terem analisado o desenvolvimento dentário de 99 crianças com dentes de raiz única, enquanto uma amostra separada de 246 crianças foi utilizada para avaliar o desenvolvimento dentário de dentes multirradiculares. A representação pictórica desses estágios pode ser vista na Figura 1.

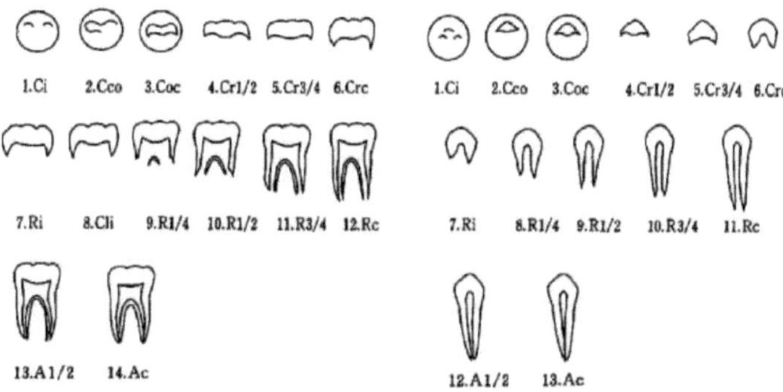

Figura 1: Fases da mineralização dentária de acordo com Moorrees, Fanning e Hunt[21]

[22]Em 1973, Demirjian et al. propuseram um novo método que avalia as mudanças de maturação no desenvolvimento do dente e não apenas o aumento do broto dentário. A razão para esse método foi o facto de que o tamanho do dente varia de pessoa para pessoa e não pode ser usado como um indicador da maturação do dente. Uma grande amostra de 1.446 rapazes e 1.482 raparigas foi recrutada no Hospital St. Justine e no Centro de Crescimento em Montreal, Canadá, e o seu desenvolvimento dentário foi avaliado através de ortopantomografias. O seu método envolve a avaliação de pontuações individuais de desenvolvimento atribuídas a sete dentes, excluindo o terceiro molar, no quadrante mandibular esquerdo. Estas pontuações são depois somadas para obter uma pontuação global de maturidade dentária que reflecte o estado de crescimento da criança. Este método tem sido relatado como sendo mais fácil de usar e mais fiável na avaliação da idade dentária de uma criança. [22]Os oito estágios de desenvolvimento dentário propostos por Demirjianet al são mostrados na Figura 2.

O estágio E de Demirjian do segundo molar corresponde ao CVM 1 e 2 (período de crescimento pré-púbere); o estágio F corresponde à fase de surto de crescimento puberal (estágios CVM 2 e CVM 3); e o estágio G é um indicador do surto de crescimento em curso (CVM 3-4). No entanto, a fase G também pode ocorrer durante a CVM 5 nas mulheres.[14]

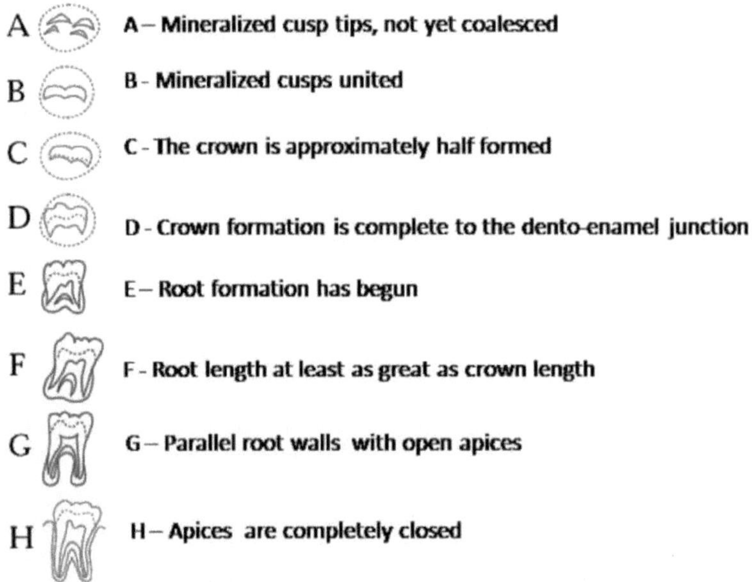

[22]**Figura 2:** Método de Demirjian para avaliar a idade do dente

Radiografias da mão e do pulso para avaliar a maturidade do esqueleto:

O padrão de formação, ossificação e união dos ossos da mão e do pulso tem-se revelado útil na avaliação do grau de maturação do esqueleto. As radiografias da mão e do punho são consideradas altamente fiáveis para avaliar o estádio de desenvolvimento de uma criança; no entanto, a sua principal desvantagem é a exposição adicional à radiação. São utilizados dois métodos diferentes para avaliar a maturidade do esqueleto utilizando radiografias da mão e do pulso:

1. [23]A radiografia da mão e do pulso do doente é comparada com as fotografias disponíveis num atlas e é feita uma aproximação de um estádio de desenvolvimento (por exemplo, método de Greulich e Pyle).
2. [24]O estádio de desenvolvimento do doente é avaliado através de vários indicadores específicos da maturação do esqueleto (por exemplo, método Björk, método Fishman).[25]

[23]O método de Greulich e Pyle consiste num atlas com imagens de raios X da mão e do pulso de raparigas e rapazes adolescentes. Cada imagem do atlas representa uma idade específica do esqueleto. A imagem de raio-X do paciente é comparada com uma das fotos do atlas, resultando numa estimativa da maturidade esquelética do respetivo paciente.

[24]Björk determinou vários indicadores de maturidade do esqueleto em imagens de raios X da mão e do pulso e utilizou-os para avaliar o estádio de desenvolvimento de crianças em crescimento. Este método consiste em nove estádios, correspondendo cada um deles a um determinado grau de maturidade (Quadro II).

[24]**Quadro 2:** Método de Björk para avaliar a maturidade do esqueleto

Stages	Description
Stage 1 (PP2):	Epiphysis of proximal phalanx of index finger (PP2) is same width as diaphysis
Stage 2 (MP3):	Epiphysis of middle phalanx of middle finger (MP3) is same width as diaphysis
Stage 3 (Pisi-H1-R):	Pisi: visible ossification of pisiform H1: ossification of the hamular process of the hamatum R: same width of epiphysis and diaphysis of radius
Stage 4 (S-H2):	S: first mineralization of ulnar sesamoid bone of metacarpophalangeal joint of hamatum H2: progressive ossification of hamular process of hamatum
Stage 5 (MP3cap-PP1cap-Rcap):	Diaphysis is covered by cap-shaped epiphysis MP3cap: process begins at middle phalanx of third finger PP1cap: at proximal phalanx of thumb Rcap: at radius
Stage 6 (DP3u):	Visible union of epiphysis and diaphysis at distal phalanx of middle finger (DP3)
Stage 7 (PP3u):	Visible union of epiphysis and diaphysis at proximal phalanx of little finger (PP3)
Stage 8 (MP3u):	Union of epiphysis and diaphysis at middle phalanx of middle finger is clearly visible (MP3)
Stage 9 (Ru):	Complete union of epiphysis and diaphysis of radius

[25]O sistema Fishman utiliza quatro fases de maturação óssea em seis locais anatómicos diferentes em radiografias da mão e do pulso para avaliar a maturação do esqueleto. As sucessivas alterações ósseas nestes locais anatómicos foram designadas por "Indicadores de Maturação Esquelética (IME)". [25]Os onze SMI de Fishman cobrem todo o período do surto de crescimento na adolescência (Figura 3).

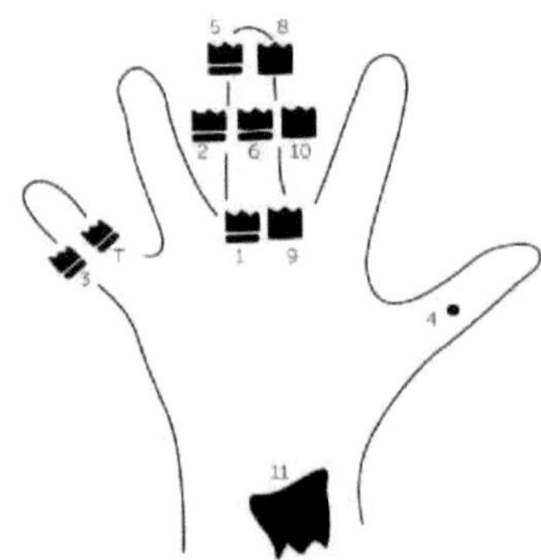

Width of epiphysis as wide as diaphysis

SMI 1	Third finger --- proximal phalanx
SMI 2	Third finger --- middle phalanx
SMI 3	Fifth finger --- middle phalanx

Ossification

SMI 4	Adductor sesamoid of thumb

Capping of epiphysis

SMI 5	Third finger --- distal phalanx
SMI 6	Third finger --- middle phalanx
SMI 7	Fifth finger --- middle phalanx

Fusion of epiphysis and diaphysis

SMI 8	Third finger --- distal phalanx
SMI 9	Third finger --- proximal phalanx
SMI 10	Third finger --- middle phalanx
SMI 11	Radius

[25]**Figura 3:** Indicadores de maturidade esquelética de Fishman (SMI)

Método de maturação das vértebras cervicais:
O conceito de utilizar as vértebras cervicais para avaliar a maturidade esquelética de uma criança foi introduzido pela primeira vez por Lamparski em 1972.[10] Após algumas décadas, os métodos baseados na MCV tornaram-se uma das abordagens mais utilizadas para avaliar o estado de crescimento de pacientes ortodônticos. Normalmente, as primeiras cinco a sete vértebras cervicais são visíveis no cefalograma lateral. As mudanças maturacionais das vértebras cervicais podem ser observadas consistentemente desde o nascimento até a idade adulta e podem ser usadas efetivamente para avaliar a maturidade esquelética de um indivíduo.[12] Os cefalogramas laterais são realizados por rotina em pacientes ortodônticos para fins de diagnóstico, evitando a exposição adicional à radiação para radiografias da mão e do pulso. Além disso, vários estudos têm demonstrado que esse método é muito confiável e possui reprodutibilidade adequada. [3,10-12,10]Lamparski observou as alterações progressivas na morfologia dos corpos de várias vértebras cervicais em crianças em crescimento. As alterações do desenvolvimento dos corpos das vértebras cervicais progrediram caudalmente com o aparecimento de uma concavidade no bordo inferior e uma mudança de forma de retangular horizontal para retangular vertical. O autor apresentou um sistema de seis fases da CVM que corresponde às diferentes fases do surto de crescimento dos adolescentes (Figura

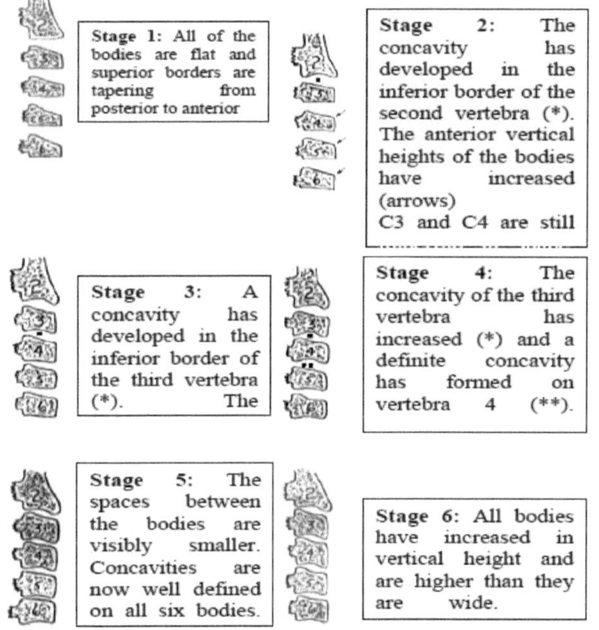

4).
Figura 4: Seis estádios morfológicos da coluna cervical descritos por Lamparski[10]

[11]Mais de duas décadas depois de Lamparski ter descrito seis graus morfológicos da coluna cervical, Hassel e Farman apresentaram um método revisto para avaliar a maturidade esquelética com base na coluna cervical. Utilizaram cefalogramas laterais e radiografias da mão e do pulso do Bolton-Brush Growth Centre da Case Western Reserve University e desenvolveram um sistema a que chamaram índice de maturação vertebral cervical (CVMI). Este sistema baseava-se na avaliação do potencial de crescimento futuro e, por conseguinte, era capaz de prever a proporção de crescimento restante em cada estádio. A descrição dos seis estágios do CVMI pode ser encontrada na Tabela III.

[11]**Tabela 3**: Índice de maturação das vértebras cervicais de Hassel e Farman

Categories	Description
Initiation:	Adolescent growth just beginning with 80% to 100% of adolescent growth expected. Inferior borders of C2, C3 and C4 were flat at this stage. The vertebrae are wedge shaped, and the superior vertebral borders were tapered from posterior to anterior.
Acceleration:	Growth acceleration begins at this stage, with 65% to 85% of adolescent growth expected. Concavities develop in the inferior borders of C2 and C3. The inferior border of C4 is flat. The bodies of C3 and C4 are nearly rectangular in shape.
Transition:	Adolescent growth still accelerating at this stage toward peak height velocity, with 25% to 65% of adolescent growth expected. Distinct concavities seen in the inferior borders of C2 and C3. A concavity was beginning to develop in the inferior border of C4. The bodies of C3 and C4 were rectangular in shape.
Deceleration:	Adolescent growth begins to decelerate dramatically at this stage, with 10% to 25% of adolescent growth expected. Distinct concavities are seen in the inferior borders of C2, C3 and C4. The vertebral bodies of C3 and C4 are becoming more square in shape.
Maturation:	Final maturation of the vertebrae took place during this stage, with 5% to 10% of adolescent growth expected. More accentuated concavities are seen in the inferior borders of C2, C3 and C4. The bodies of C3 and C4 are nearly square to square in shape.
Completion:	Growth is considered to be complete at this stage. Little or no adolescent growth is expected. Deep concavities are seen in the inferior borders of C2, C3 and C4. The bodies of C3 and C4 are square or are greater in vertical dimension than in horizontal dimension.

[11]O método de Hassel e Farman baseava-se na relação entre a MCV e as alterações ósseas nos ossos da mão e do pulso. Nos anos seguintes, tornou-se cada vez mais claro que o crescimento da mandíbula, em comparação com o crescimento da maxila, corresponde claramente ao surto de crescimento pubertário. A relação entre a maturidade esquelética da mandíbula e as alterações ósseas nas vértebras cervicais foi bem elaborada por Baccetti e seus colaboradores.[12] Em 2002, introduziram um método modificado de estadiamento da maturação vertebral cervical (CVMS) que permite a avaliação direta da maturação esquelética da mandíbula em relação às caraterísticas morfológicas das vértebras cervicais (Tabela IV). Assim, os protocolos de tratamento que visam utilizar a fase de crescimento acelerado da mandíbula para corrigir o desalinhamento esquelético podem ser diretamente apoiados pela aplicação deste método. A cartilagem condilar responde muito bem aos tratamentos ortopédicos realizados durante o período de maior crescimento puberal. [12]O período de início do crescimento puberal principal corresponde ao CVMS III deste método e é recomendado por Baccettiet al. para o início da terapia com aparelhos funcionais.

Investigadores anteriores enfatizaram a análise sequencial das alterações na morfologia das vértebras cervicais para obter uma previsão satisfatória do crescimento residual; no entanto, este método difere neste aspeto, uma vez que os autores afirmam que o clínico pode aplicar este método a um único cefalograma e ainda assim obter resultados fiáveis (Tabela IV).[12]

O SCVC I corresponde ao período pré-púbere. O pico de crescimento mandibular ocorre, provavelmente, pelo menos um ano após esse estágio; portanto, o início da terapia com aparelhos funcionais para o tratamento das más oclusões de Classe II deve ser adiado quando a criança se encontra nesse estágio. O CVMS II indica uma fase mais apropriada para iniciar a terapia funcional dos maxilares.

ortopedia, uma vez que o pico de crescimento mandibular é suscetível de ser atingido no prazo de um ano após esta fase. Após o CVMS III, foi observado um abrandamento do crescimento mandibular. [12]Baccettiet al mostraram um incremento médio de crescimento de 5,4 mm no comprimento total da mandíbula durante o período do ECV II ao ECV III. Por outro lado, o incremento médio de crescimento do comprimento total da mandíbula durante os ECV I a II, ECV III a IV e ECV IV a V foi de 2,4 mm, 1,6 mm e 2,1 mm, respetivamente.[12]

Tabela 4: Estádios de maturação vertebral cervical (EMVC) utilizados por Baccettiet al.[12]

CVM Stage	Description
CVMS I	The lower borders of all the three vertebrae are flat, with the possible exception of a concavity at the lower border of C2 in almost half of the cases. The bodies of both C3 and C4 are trapezoid in shape.
CVMS II	Concavities at the lower borders of both C2 and C3 are present. The bodies of C3 and C4 may be either trapezoid or rectangular horizontal in shape.
CVMS III	Concavities at the lower borders of C2, C3 and C4 now are present. The bodies of both C3 and C4 are rectangular horizontal in shape.
CVMS IV	The concavities at the lower borders of C2, C3 and C4 still are present. At least one of the bodies of C3 and C4 is squared in shape. If not squared, the body of the other cervical vertebra still is rectangular horizontal.
CVMS V	The concavities at the lower borders of C2, C3 and C4 still are evident. At least one of the bodies of C3 and C4 is rectangular vertical in shape. If not rectangular vertical, the body of the other cervical vertebra is squared.

[3]Baccetti et al. continuaram a trabalhar nesse método e na sua aplicabilidade na prática ortodôntica nos anos seguintes e descreveram outro método de avaliação da maturação esquelética, como mostra a tabela V e a figura 5. Dessa vez, incorporaram os resultados de estudos recentes que demonstraram o resultado de diferentes tipos de ortopedia dentofacial em pacientes com diferentes graus de maturação esquelética. Também foi investigada a relação entre o crescimento vertical, sagital e transversal da mandíbula e sua correlação com o grau de maturação esquelética.

O novo método não só ajuda a determinar o momento certo para a terapia de aparelhos funcionais da mandíbula deficiente, mas também fornece uma visão geral do momento apropriado para intervenções para discrepâncias do esqueleto maxilar e mandibular em três dimensões. Os autores definiram as caraterísticas morfológicas dos corpos da segunda à quarta vértebras cervicais em seis intervalos de tempo diferentes (Cervical Stages CS) e relacionaram-nas com as diferentes fases do surto de crescimento do adolescente.[3]

Os estágios CS1 e CS2 referem-se ao período pré-puberal, que não é adequado para o início da terapia com aparelhos funcionais para as más oclusões mandibulares. Entretanto, a expansão e o avanço da maxila podem ser realizados nessas fases, quando as suturas maxilares ainda estão abertas e capazes de responder às forças ortopédicas. O aparecimento de uma concavidade na borda inferior do corpo da terceira vértebra cervical caracteriza o CS3, que é considerado o estágio ideal para iniciar a ortodontia funcional. O pico de crescimento mandibular é suscetível de ser atingido dentro de um ano após esta fase. Durante o pico de crescimento puberal (SC3 a CS4), foi observado um aumento médio no comprimento mandibular de 5,4 mm. No entanto, nos períodos de crescimento pré-puberal, ou seja, CS1 - CS2 e CS2 - CS3, o crescimento mandibular foi de apenas 2,5 mm. Mesmo nos períodos de crescimento pós-puberal, ou seja, CS4 - CS5 e CS5 - CS6, o comprimento total da mandíbula aumentou apenas 1,6 mm e 2,1 mm, respetivamente.[3]

Tabela 5: Método dos Estádios Cervicais (EC) para a avaliação da maturação do esqueleto de acordo com Baccettiet al.[3]

Skeletal Maturity Stages	Description
CS1	The lower borders of all the three vertebrae (C2-C4) are flat. The bodies of both C3 and C4 are trapezoid in shape (the superior border of the vertebralbody is tapered from posterior to anterior). The peak in mandibular growth will occur on average 2 years after this stage.
CS2	A concavity is present at the lower border of C2 (in four of five cases, with the remaining subjects still showing a cervical stage 1). The bodies of both C3 and C4 are still trapezoid in shape. The peak in mandibular growth will occur on average 1 year after this stage.
CS3	Concavities at the lower borders of both C2 and C3 are present. The bodies of C3 and C4 may be either trapezoid or rectangular horizontal in shape. The peak in mandibular growth will occur during the yearafter this stage.
CS4	Concavities at the lower borders of C2, C3 and C4 now are present. The bodies of both C3 and C4 are rectangular horizontal in shape. The peak in mandibular growth has occurred within 1 or 2 years before this stage.
CS5	The concavities at the lower borders of C2, C3 and C4 still are present. At least one of the bodies of C3 and C4 is squared in shape. If not squared, the body of the other cervical vertebra still is rectangular horizontal. The peak in mandibular growth has ended at least 1 year before this stage.
CS6	The concavities at the lower borders of C2, C3 and C4 still are evident. At least one of the bodies of C3 and C4 is rectangular vertical in shape. If not rectangular vertical, the body of the other cervical vertebra is squared. The peak in mandibular growth has ended at least 2 years before this stage.

CS = Cervical Stage

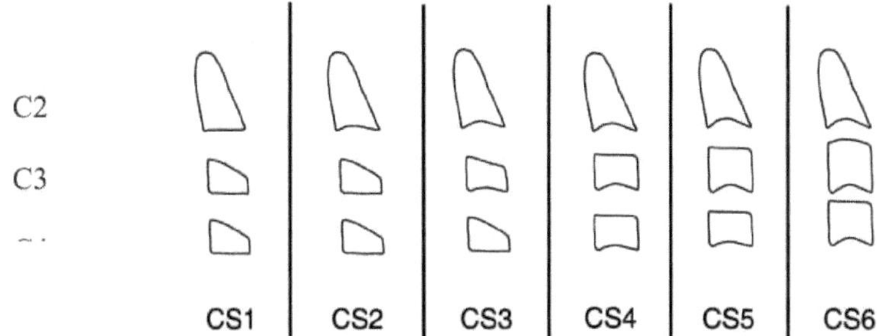

Figura 5: Método dos Estádios Cervicais (EC) para a avaliação da maturação do esqueleto utilizado por
Baccettiet al[3]

Padrão de crescimento da face:

[th]O crescimento facial é um fenómeno tridimensional que se inicia na 5ª semana de desenvolvimento embrionário e se prolonga até ao final da idade adulta. O crescimento facial transversal é o primeiro a ser completado, seguido pelo crescimento sagital e vertical, que continua até o final da adolescência e final da idade adulta, respetivamente. A importância da displasia vertical e horizontal no desenvolvimento facial tem sido repetidamente enfatizada na Ortodontia. [26]Schudy descreveu a interação entre as displasias faciais verticais e horizontais e descreveu os padrões de crescimento horizontal e vertical como forças opostas, cada uma disputando o controle da porção anterior da mandíbula. Assim, o vetor final do crescimento facial é geralmente o resultado dessa combinação de dois componentes de crescimento. A análise minuciosa dos padrões verticais e sagitais da face constitui a base da ortodontia funcional e da cirurgia ortognática.

Padrões de faces verticais:

As dimensões faciais verticais de um rosto equilibrado são proporcionais às suas dimensões sagital e transversal. No entanto, cerca de um terço da população mundial desvia-se significativamente desta relação ideal entre as diferentes estruturas faciais e apresenta uma maior ou menor altura facial. Uma revisão da literatura mostra que a prevalência do padrão de face longa em diferentes grupos étnicos varia de 14,06% a 34,94%.[27,28] A prevalência do padrão de face curta também é relatada por vários pesquisadores como sendo entre 10% e 26%.[29,30] Outros termos utilizados por vários autores para descrever os diferentes tipos de face vertical são ângulo alto vs. ângulo baixo, hiperdivergente vs. hipodivergente e crescimento vertical vs. horizontal.[27-30]

Foram descritos na literatura vários métodos para classificar objetivamente as pessoas em diferentes padrões faciais verticais. Os métodos baseados nas proporções relativas da altura facial superior e inferior em relação à altura facial total foram muito populares no passado.[31-34]

[32]De acordo com Wylie e Johnson, as alturas faciais superior e inferior devem ser de 45% e 55% da altura facial total, respetivamente. Tomou a distância linear entre o nasion e o menton como a altura facial anterior total e mediu a altura facial superior e inferior a partir do ponto da raiz nasal anterior (ANS). [32333431]Os resultados de Wylie e Johnson foram confirmados por Goldsman (ENA a Gonion, 54,6%), Weinberg e Kronman (ENA a Gonion, 54,8%) e Coben (ENA a Menton, 54,6%).

[1,35]Estudos posteriores enfatizaram o facto de os diferentes planos faciais tenderem a convergir para a frente no padrão de face curta, enquanto os planos faciais divergentes são uma caraterística do padrão de face longa. Esses pesquisadores observaram um maior grau de variação na direção do crescimento mandibular e concluíram que o padrão de divergência mandibular é o fator determinante mais importante no padrão facial vertical geral de um indivíduo. [36]Downs relatou que o ângulo entre o plano horizontal de Frankfort e o plano mandibular deve ser de 25° numa pessoa com um perfil facial equilibrado. [3738]Da mesma forma, Steiner e Tweed apresentaram os seus métodos de avaliação da divergência mandibular para determinar o padrão esquelético vertical de uma pessoa. [39]No entanto, Björk sugeriu que um grande ângulo do plano mandibular não é um bom preditor de um padrão de crescimento vertical. [40]Da mesma forma, Nanda enfatizou que o ângulo do plano mandibular e o ângulo do plano oclusal tendem a diminuir durante os estágios de desenvolvimento comparáveis nos padrões faciais longos e curtos. Os deslocamentos primários e secundários da mandíbula, as alterações de remodelação do ângulo do frontão e as rotações intra e extra-matriz da mandíbula tornam o ângulo do plano mandibular um parâmetro instável para avaliar o padrão facial vertical global de um indivíduo.[41,42]

O padrão facial longo está associado a um aumento da altura facial anterior inferior, a uma diminuição da altura facial posterior, a um ramo curto, a um nariz longo e fino, a um ângulo do plano mandibular hiperdivergente, a um sorriso de borracha e a um queixo recuado. Intraoralmente, estes indivíduos são

são susceptíveis de ter planos oclusais divergentes, mordida aberta anterior, maiores alturas dentoalveolares, má oclusão de Classe II, palato alto arqueado e maxila estreita.[43]

O tratamento habitual para crianças em crescimento com um padrão facial vertical tem como objetivo limitar o crescimento vertical da maxila e da mandíbula. O aparelho extrabucal de alta tração tem-se revelado bastante eficaz no controlo do desenvolvimento vertical em doentes com padrões esqueléticos normais ou de Classe II.[44] Por outro lado, em crianças com um padrão esquelético de Classe III, uma mentoneira com tração vertical é normalmente utilizada para limitar o aumento da dimensão facial vertical anterior.[45] O uso de uma placa de mordida espessa que invade o espaço livre também é eficaz na limitação do desenvolvimento vertical. No entanto, os resultados são geralmente limitados à região dentoaveolar.[45] O padrão facial longo em adultos pode ser ocultado pela impactação dos primeiros molares superiores. No entanto, a impactação cirúrgica da maxila continua a ser o procedimento mais comum em adultos com dimensões faciais verticais muito aumentadas.[43]

O padrão facial curto está associado a uma altura facial anterior inferior reduzida, altura facial posterior aumentada, ângulos mandibulares proeminentes, nariz largo, músculos masseteres proeminentes, exposição reduzida dos incisivos quando sorriem e um queixo proeminente. Intra-oralmente, estes indivíduos têm planos oclusais convergentes, uma tendência para a mordida profunda, alturas dentoalveolares reduzidas, arcadas dentárias largas e sinais de desgaste dentário.[43]

A maioria dos aparelhos ortodônticos tem um efeito extrusivo sobre os dentes. [46]No entanto, Engel et al. demonstraram que a tentativa de aumentar a altura facial anterior inferior por meio da erupção de dentes posteriores está associada a um maior risco de recidiva. Da mesma forma, as extrações são geralmente evitadas em pacientes com dimensões faciais verticais reduzidas, pois podem dificultar a correção de más oclusões de mordida profunda nesses pacientes. O tratamento usual para crianças em crescimento com dimensões faciais verticais reduzidas envolve o uso de um aparelho extrabucal de baixa tração para promover o crescimento descendente do complexo nasomaxilar, a inclinação do plano palatino no sentido horário, a extrusão dos molares superiores e o crescimento dos molares inferiores.

Finalmente, uma rotação da mandíbula para baixo e para trás.[47] O tratamento cirúrgico de um padrão facial vertical curto devido ao crescimento vertical reduzido da maxila geralmente envolve uma osteotomia LeFort I e o reposicionamento da maxila para baixo.[48] Isto não só aumenta a quantidade de exposição incisal e gengival, mas também resulta numa rotação para baixo e para trás da mandíbula. A principal desvantagem deste procedimento é a sua baixa estabilidade.[48] O outro método de aumentar cirurgicamente a dimensão facial vertical de um paciente com uma má oclusão esquelética de Classe II envolve a rotação para baixo e para trás da mandíbula, juntamente com o avanço cirúrgico da mandíbula com uma osteotomia sagital dividida bilateral (BSSO). O avanço da mandíbula antes do nivelamento da curva de Spee resulta numa oclusão que é tripodal nos dentes anteriores e bilateral nos molares.[49] O nivelamento pós-operatório da curva de Spee não só é fácil de executar, como também permite a correção máxima da altura facial anterior inferior reduzida.

Padrões faciais sagitais:

O padrão facial sagital é definido com base na relação antero-posterior entre a maxila e a mandíbula. Uma relação proporcional entre a maxila e a mandíbula resulta num perfil facial equilibrado e harmonioso, referido como uma relação maxilar de Classe I. No entanto, para uma proporção significativa da população mundial, esta relação ideal não existe. A condição em que a maxila está posicionada relativamente anterior em relação à mandíbula é referida como uma relação esquelética maxilar de Classe II ou perfil facial retrognático. Em contraste, uma posição mais anterior da mandíbula em relação à maxila resulta numa relação maxilar de classe III ou num perfil facial prognático.[1]

Foram descritos na literatura vários métodos para a classificação objetiva de pessoas de acordo com o padrão facial sagital. [36,37]Os métodos mais utilizados foram propostos por Downs, Steiner e McNamara e Ellis. [50,36] Na análise de Downs, o ângulo de convexidade facial e o ângulo facial são utilizados para determinar o padrão facial sagital. O ângulo de convexidade facial é dado como 0° (intervalo de -8,5° a 10°) para os indivíduos testados.

com uma relação sagital ideal da mandíbula. Do mesmo modo, um ângulo facial de 87,8% (intervalo de 82° a 95°) indica uma relação mandibular normal. [36]A análise de Downs simplificou a classificação dos indivíduos de acordo com a relação sagital da mandíbula. No entanto, a dificuldade em seguir com precisão o Plano Horizontal de Frankfort (FHP) levou a um aumento da probabilidade de erro.

[37]Steiner utilizou o ângulo ANB para visualizar a relação sagital da mandíbula. Ele relatou um ângulo ANB de 2° ± 2° em indivíduos com bases maxilares e mandibulares idealmente posicionadas. Este método provou ser fiável, uma vez que a base anterior do crânio foi utilizada como referência. No entanto, estudos posteriores mostraram que os valores do ângulo ANB podem mudar em casos de retrognatismo bimaxilar, prognatismo ou rotação em indivíduos com uma relação normal entre a maxila e a mandíbula.[51]

[50]McNamara e Ellis apresentaram sua análise para o diagnóstico da discrepância sagital da maxila e da mandíbula. Utilizaram uma perpendicular ao FHP a partir do osso nasal para avaliar a posição relativa da maxila e da mandíbula. Esse método é considerado melhor do que o ângulo de convexidade facial e o ângulo ANB, pois identifica melhor a causa de uma relação imperfeita da mandíbula em termos de retrognatismo ou prognatismo maxilar ou mandibular. No entanto, a maior desvantagem do método FHP é a dificuldade em identificar os pontos de referência e a fraca reprodutibilidade.

As relações maxilares de Classe II são geralmente caracterizadas por um perfil facial convexo, lábios salientes, incompetência labial, queixo inadequado, lábio inferior preso sob os incisivos superiores, ângulo do queixo rombo e incisivos superiores salientes. Intra-oralmente, estes doentes têm normalmente uma sobremordida e sobremordida aumentada, incisivos inferiores proclinados e apinhados e condições dentárias de Classe II.[43]

A má oclusão de Classe III é caracterizada por um perfil facial prognático ou côncavo, um lábio superior recuado, pregas profundas nos seios paranasais e uma apresentação reduzida dos incisivos superiores. Intra-oralmente, estes pacientes são susceptíveis de apresentar uma mordida cruzada na região anterior e posterior, uma

sobremordida e sobremordida reduzida, relações dentárias de Classe III e uma arcada maxilar apinhada. Além disso, os problemas de fala e mastigação estão mais frequentemente associados a uma relação esquelética maxilar de Classe III do que a uma má oclusão de Classe II.[43]

Os desalinhamentos esqueléticos não são apenas problemas estéticos, mas, se forem graves, podem levar a dificuldades na mastigação e na fala, bem como a uma diminuição do bem-estar mental. A abordagem de tratamento para corrigir a relação sagital dos maxilares varia consoante a idade do paciente.

Idade adequada para o tratamento de anomalias do esqueleto:

As relações esqueléticas anormais dos maxilares podem ser corrigidas pela ortopedia dentofacial, que envolve a remodelação óssea, ou pela cirurgia ortognática, que se baseia no reposicionamento cirúrgico dos segmentos dos maxilares. A idade do paciente tem uma grande influência na decisão do ortodontista de recomendar terapia ortopédica ou cirurgia ortognática. Uma avaliação exacta do estado de crescimento do paciente continua a ser um pré-requisito para um tratamento bem sucedido.

A fase de desenvolvimento de um paciente em que o tratamento é suscetível de ser mais bem sucedido é um tema controverso, uma vez que a idade cronológica e dentária é tão importante para alguns profissionais como a idade esquelética é para outros.[52] No entanto, existem agora diretrizes gerais para o momento ideal de tratamento para diferentes tipos de ortopedia dentofacial e procedimentos ortognáticos.

Tempo de tratamento ótimo para a ortopedia dento-facial:

A ortopedia dento-facial pode ser utilizada para corrigir deformidades faciais nas três dimensões. A alteração do padrão de crescimento da maxila depende das alterações de remodelação nas suturas circum-maxilares. Várias suturas maxilares tendem a ossificar

na fase tardia do surto de crescimento pubertário, o que reduz as hipóteses de alterações ortopédicas bem sucedidas.

O crescimento transversal do maxilar termina aos 12 anos de idade.[41] O crescimento sagital do maxilar está concluído em ambos os sexos por volta dos 14 anos de idade.[41,42] O crescimento vertical do maxilar é geralmente o último, durando até ao final da idade adulta.[41,42]

A fase inicial da dentição mista é o período ideal para a expansão da maxila, que é realizada com diversos aparelhos.[3] Da mesma forma, se houver excesso de dentes superiores, o uso de aparelho extrabucal para limitar o crescimento da maxila deve ser realizado na fase inicial do surto de crescimento da adolescência.[3] Estudos demonstraram que, nas fases finais do surto de crescimento puberal, há um aumento gradual da interdigitação dos ossos vizinhos nas suturas circum-maxilares. [41,4253]Handelman et al. mostraram que as mudanças transversais na maxila eram principalmente de natureza dentoalveolar quando os aparelhos de expansão eram colocados após o surto de crescimento puberal. [54]Da mesma forma, o uso de uma máscara facial leva à promoção do crescimento maxilar na direção horizontal após o 11° aniversário. Portanto, é menos provável que ocorram mudanças esqueléticas no crescimento maxilar se o tratamento for iniciado nos estágios finais do surto de crescimento adolescente.

O tratamento das más oclusões esqueléticas de Classe II é efectuado através da limitação do crescimento da maxila ou da promoção do crescimento da mandíbula ou de uma combinação de ambos. Vários tipos de aparelhos extrabucais são utilizados para limitar o crescimento da maxila. Os aparelhos extrabucais são mais eficazes quando são utilizados antes do início do surto de crescimento durante a puberdade.[3] Da mesma forma, os aparelhos funcionais são geralmente recomendados quando se espera que o pico do surto de crescimento adolescente ocorra dentro de um ano após o início do tratamento. Neste sentido, a fase CS3 da MCV é a altura ideal para iniciar o tratamento com aparelhos funcionais.[3]

No entanto, a idade cronológica recomendada para iniciar o tratamento ortodôntico para as más oclusões de Classe II é entre os 7 e os 13 anos para as raparigas e entre os 7 e os 14 anos para os rapazes.[55-57] A ortodontia funcional para as más oclusões de Classe III é recomendada para crianças com idades compreendidas entre os 4 e os 13,8 anos (raparigas) e os 15 anos (rapazes).[58-60]

Tempo ótimo de tratamento para cirurgia ortognática:

A cirurgia ortognática é um método de tratamento cuja aplicação é geralmente limitada a pacientes adultos. Várias técnicas foram introduzidas para mobilizar diferentes ossos das estruturas craniofaciais, permitindo o reposicionamento cirúrgico da maxila e da mandíbula nos três planos.

Um padrão facial longo é normalmente melhor tratado com a impactação maxilar LeFort I, na qual um segmento do osso maxilar é ressecado e a maxila é movida para cima e fixada com miniplacas. Este procedimento é considerado como tendo o menor risco de recorrência e pode ser efectuado em crianças que se encontram na fase final do seu surto de crescimento. Outro método de correção de uma dimensão vertical excessivamente aumentada consiste em rodar o maxilar inferior no sentido contrário ao dos ponteiros do relógio após a cirurgia BSSO. Este método é conhecido pelo aumento do risco de recidiva e tem aplicação limitada.[43] A osteotomia do bordo inferior da mandíbula, na qual o mento é deslocado para cima após a remoção de um segmento ósseo, é considerada muito estável e pode ser efectuada em crianças a partir dos 12 anos de idade.[52] No entanto, o crescimento contínuo do maxilar inferior para baixo e para trás no final da adolescência pode enfraquecer a correção obtida.

O tratamento cirúrgico de uma forma facial curta devido a uma deficiência vertical da maxila era considerado difícil e imprevisível porque o resultado cirúrgico era instável. A osteotomia LeFort I da maxila com downgraft leva provavelmente aos melhores resultados estéticos, mas é notória pela sua fraca estabilidade. De acordo com o princípio básico do "tratamento

Devido à ausência de "cedo e excesso mais tarde", este procedimento também pode ser efectuado quando ainda é de esperar um crescimento modesto das estruturas craniofaciais.[61] Há evidências na literatura de resultados bastante previsíveis após a cirurgia maxilar em crianças com 13 anos de idade.[61] Do ponto de vista da estabilidade, a melhor opção para tratar um padrão facial curto é a rotação para baixo da mandíbula para a frente durante o avanço mandibular BSSO, que pode ser realizado em raparigas aos 15 anos de idade e em rapazes aos 17 anos de idade.[62]

A má oclusão esquelética de Classe II pode ser tratada através do avanço da mandíbula ou da retração da maxila. Se a morfologia da maxila for diagnosticada como um fator etiológico para a má oclusão de Classe II, a condição pode ser tratada pela retração maxilar Lefort I ou pela retração apenas do segmento anterior da maxila. Apesar de o crescimento da maxila na dimensão sagital estar normalmente completo aos 14 anos de idade em ambos os sexos, o melhor resultado pode ser esperado se o procedimento for realizado pouco antes ou após o término do crescimento mandibular (por volta dos 15 anos nas meninas e 17 ou 18 anos nos meninos), já que a relação sagital da mandíbula é determinada por ambos os componentes maxilar e mandibular.[61]No entanto, o risco de sobrecorrecção da relação maxilar de Classe II através do avanço da mandíbula em pacientes em crescimento não se justifica, uma vez que o crescimento mandibular após um avanço mandibular BSSO ocorre principalmente na direção vertical e não na direção sagital.[62]

A má oclusão esquelética de Classe III é normalmente corrigida por um avanço maxilar LeFort I, uma retração mandibular BSSO ou uma combinação de ambos. O resultado a longo prazo da correção cirúrgica das más oclusões de Classe III é imprevisível devido ao crescimento mandibular tardio. O crescimento mandibular tardio corresponde ao crescimento mandibular que ocorre entre as idades cronológicas de 14 e 20 anos em pacientes do sexo feminino e 16 e 20 anos em pacientes do sexo masculino.[63] Se a principal causa da má oclusão de Classe III for uma mandíbula grande, então é normalmente necessário um avanço mandibular.

Alguns autores recomendam uma idade de 18 anos para as raparigas e 20 anos para os rapazes, enquanto outros sugerem mesmo meados dos 20 anos para alguns doentes.[62] No entanto, alguns doentes necessitam de tratamento cirúrgico precoce devido a deformações faciais mais acentuadas, problemas psicossociais ou dificuldades na mastigação. Nestas situações, a cirurgia pode ser realizada aos 15 anos para as raparigas e aos 17 anos para os rapazes.[62,63] Neste caso, contudo, os doentes são normalmente informados de que pode ser necessária uma segunda operação, se necessário.[63]

Variações no momento do surto de crescimento em adolescentes:

Na prática ortodôntica, não é incomum que crianças em idade cronológica jovem tenham completado seu surto de crescimento na adolescência e vice-versa. Vários esforços têm sido feitos para explicar melhor o momento diferente do surto de crescimento em crianças em crescimento. Essas diferenças não só têm implicações psicossociais, mas também influenciam diretamente o sucesso e a previsibilidade do resultado da ortodontia funcional e da cirurgia ortognática.

As excentricidades invulgares na altura do surto de crescimento na adolescência têm sido associadas a tendências seculares na idade da maturidade sexual em raparigas e rapazes. Do mesmo modo, foi demonstrado que as diferenças étnicas têm uma influência importante, juntamente com outros factores, tais como tendências familiares, doenças sistémicas, estado nutricional e saúde geral.[18,64,65]

Tendências seculares:

Nos últimos dois séculos, observou-se uma mudança significativa na idade média da puberdade. Esta alteração, comummente designada por "tendência secular", mostrou que a idade média do surto de crescimento nos adolescentes está a diminuir, em média, dois anos.[64] Embora este fenómeno seja mais comum nas raparigas, há também indícios de tais alterações

Estudos recentes também registaram tendências seculares nos rapazes do século XXI. [65,6666]Por exemplo, Sun et al. registaram uma diminuição média de 4,3 meses na idade média de início do surto de crescimento pubertário nos rapazes chineses nos últimos 15 anos.

Variações étnicas:

A etnia ou etnicidade pode influenciar significativamente o momento do surto de crescimento na adolescência. [64]No Bogolusa Heart Study de 2002, realizado no Louisiana, foram utilizados dados transversais e longitudinais para determinar a idade média da menarca em raparigas brancas e negras. O estudo também incluiu uma análise das medidas antropométricas de ambos os grupos para excluir o seu papel como factores de influência. De acordo com os resultados, a idade média da menarca foi 3 meses mais baixa nas raparigas negras do que nas brancas (12,3 anos versus 12,6 anos). No entanto, também se verificou que as raparigas negras eram significativamente mais altas e pesavam mais do que as brancas, o que também poderia contribuir para um desenvolvimento mais precoce. No entanto, verificou-se que as raparigas negras tinham 1,4 vezes mais probabilidades de ter menarca precoce do que as raparigas brancas, mesmo quando a amostra foi ajustada em função da altura e do peso.[67]Herman-Giddens e colegas analisaram dados recolhidos pela Pediatric Research in Office Settings Network da Academia Americana de Pediatria, pela Pediatric Research Network da Associação Médica Nacional e pela Continuity Research Network da Associação Académica de Pediatria para avaliar as diferenças étnicas na altura do estirão de crescimento nos rapazes. A avaliação das diferentes fases do surto de crescimento na adolescência foi efectuada utilizando o método de Tanners.[68] A amostra era constituída por 4131 rapazes com idades compreendidas entre os 6 e os 16 anos, pertencentes a três grupos étnicos diferentes. A distribuição étnica da amostra foi de 49%, 26% e 24% para rapazes brancos, negros e hispânicos, respetivamente. Os seus resultados mostram uma tendência para o início precoce das alterações pubertárias nos rapazes negros, em comparação com os rapazes brancos ou hispânicos.

Hispânicos. No entanto, não houve diferença significativa na altura do surto de crescimento entre rapazes brancos e hispânicos.

O papel das doenças sistémicas, do exercício físico e dos hábitos alimentares:

Vários factores relacionados com a saúde podem influenciar o momento do início da puberdade. A preocupação crescente com a epidemia de obesidade tem demonstrado o seu impacto nas crianças em crescimento. Do mesmo modo, muitas doenças sistémicas e deficiências, como a diabetes de tipo I, a talassemia major, a cegueira, as deficiências mentais e até o tabagismo passivo podem levar a variações no momento do surto de crescimento nos adolescentes.[69]A alimentação pode estar diretamente ligada à puberdade precoce, tanto nos homens como nas mulheres. Foi demonstrado que várias proteínas animais provocam alterações hormonais no organismo que levam a um surto de crescimento precoce ou tardio durante a puberdade. [18]Günther et al efectuaram uma análise exaustiva dos efeitos do consumo de proteínas animais e vegetais na idade da menarca nas mulheres. Os seus resultados indicam que a ingestão de proteínas animais a longo prazo conduz consistentemente a um início precoce do surto de crescimento pubertário. Em contrapartida, o consumo a longo prazo de proteínas vegetais durante a infância foi associado a um início tardio do surto de crescimento pubertário. [70]À luz destes resultados, Kissinger e Sanchez colocaram a hipótese de que o regresso a uma dieta vegetariana poderia mesmo inverter as tendências seculares na altura do surto de crescimento pubertário.

Atingir uma massa crítica de gordura corporal antes da puberdade é considerado um pré-requisito para o início do surto de crescimento pubertário. Um grande estudo de base populacional realizado na Suécia mostrou que um aumento do índice de massa corporal (IMC) entre os 2 e os 8 anos de idade está associado a um início 5 semanas mais precoce do surto de crescimento pubertário. Isto sugere que comer em excesso na primeira infância pode levar a um início mais precoce da puberdade em ambos os sexos, enquanto a subnutrição grave pode atrasar o início e a progressão da puberdade.crescimento pubertário. [71][70]A maior incidência de anorexia nervosa e bulimia nos adolescentes representa um risco de atraso no desenvolvimento pubertário relacionado com a alimentação. O exercício físico não só ajuda a normalizar o sistema neuroendócrino, como também ajuda a regular a massa gorda corporal. A hipótese de que a prática regular de exercício físico pode prevenir o início precoce do estirão de crescimento na puberdade revelou-se verdadeira tanto em homens como em mulheres. [72]Satwanti et al. demonstraram que a idade média da menarca nas raparigas que praticavam regularmente exercício físico era de 15,7 anos, em comparação com 13,3 anos nas raparigas que levavam um estilo de vida sedentário.

Morfologia craniofacial:
Para os ortodontistas envolvidos no tratamento de crianças, adolescentes e adultos jovens, a relação entre os diferentes momentos do surto de crescimento durante a puberdade e as condições dentárias e a morfologia craniofacial é de importância crucial. Estudos recentes mostraram que certas condições oclusais, como caninos impactados e distúrbios de erupção primária, podem estar associadas a um atraso na maturação dentária.[73] Da mesma forma, uma pequena diferença no tempo de maturação dos dentes foi encontrada em crianças com altura facial longa e curta.[74] Essas diferenças no tempo de maturação dos dentes são de maior importância para crianças com má oclusão pura. No entanto, as diferenças no tempo de maturação esquelética são um grande problema para os pacientes que necessitam de tratamento para a má oclusão esquelética, e há poucos relatos que investigam o tempo de maturação esquelética em diferentes padrões esqueléticos. [16][15]Armondet al realizaram um estudo sobre os registos cefalométricos de 391 crianças e mostraram que as crianças com uma má oclusão de Classe II tinham duas vezes mais probabilidades de sofrer alterações do crescimento pubertário mais cedo do que as crianças com uma relação maxilar de Classe I. A maturação esquelética em crianças com padrões faciais longos ocorre significativamente mais cedo do que em crianças com padrões faciais curtos. [75]Uma análise abrangente do momento do crescimento mandibular máximo em diferentes padrões de crescimento facial foi apresentada por Lee em 2010. Ele utilizou registos cefalométricos longitudinais de 63 crianças caucasianas do Burlington Growth Centre para avaliar as variações no momento do pico de crescimento mandibular durante a puberdade. Os seus resultados não mostram diferenças significativas no momento do crescimento da ponta da mandíbula entre os diferentes padrões faciais verticais. Os resultados destes estudos preliminares são contraditórios e inconclusivos, pelo que é necessária mais investigação para avaliar a relação entre as discrepâncias no tempo de maturação do esqueleto e os diferentes padrões faciais.

CAPÍTULO 3 **DEBATE:**

Na prática ortodôntica, a avaliação do estado de crescimento de um paciente envolve um grau considerável de especulação. Um diagnóstico impreciso da maturidade esquelética de um paciente pode resultar na incapacidade de alcançar uma melhoria esquelética significativa através da ortopedia dentária, oral e maxilofacial e comprometer a estabilidade da cirurgia corretiva dos maxilares.[76] A utilização de aparelhos funcionais na pré-puberdade está associada a um elevado risco de recidiva, podendo a má oclusão original voltar a ocorrer nos próximos anos.[77] Por outro lado, estudos relatam que alterações dentoalveolares indesejáveis são o resultado usual do tratamento prolongado com aparelhos funcionais realizados durante a fase final do surto de crescimento da adolescência.[78]

Muitos profissionais baseiam-se na idade cronológica, enquanto outros se baseiam em vários indicadores de maturação esquelética e dentária para determinar o momento adequado para intervir com aparelhos funcionais ou para efetuar correcções maxilares. Apesar de todos esses esforços, não é raro que crianças em idade cronológica jovem tenham completado seu surto de crescimento na puberdade e vice-versa. Nesse contexto, vários esforços têm sido feitos para investigar os fatores etiológicos para essas variações no momento do surto de crescimento na adolescência. Entretanto, do ponto de vista ortodôntico, é de fundamental importância determinar o padrão dessas variações em relação aos padrões verticais e sagitais da face, pois isso influencia diretamente o sucesso e a previsibilidade do resultado da cirurgia ortodôntica funcional e ortognática.

As diferenças invulgares na altura do surto de crescimento na adolescência têm sido associadas a tendências seculares na idade da maturidade sexual em raparigas e rapazes.[66,67] Foi igualmente demonstrado que as diferenças étnicas têm um impacto significativo no desenvolvimento, juntamente com outros factores como as tendências familiares, as doenças sistémicas, o estado nutricional e a saúde geral.[64-67]

Variações étnicas na altura do surto de crescimento em adolescentes:

As diferenças étnicas na altura do estirão de crescimento na adolescência estão bem documentadas na literatura. A conclusão do pico do estirão de crescimento na adolescência pode ser facilmente avaliada de forma objetiva com base na idade da menarca nas raparigas. [64]O Bogolusa Heart Study utilizou dados transversais e longitudinais para determinar a idade média da menarca em raparigas brancas e negras. Os seus resultados indicam que as raparigas negras completam o surto de crescimento, em média, 3 meses mais cedo do que as raparigas brancas.[64]

Num outro estudo baseado em dados de 2510 raparigas negras, mexicanas-americanas e brancas, foram examinadas as diferenças raciais na idade média da menarca. Verificou-se que a idade da menarca era significativamente mais precoce nas raparigas negras do que nas raparigas brancas e mexicano-americanas. Do mesmo modo, as raparigas mexicanas-americanas registaram alterações pubertárias significativamente mais cedo do que as raparigas brancas.[79]

A literatura também refere diferenças étnicas na altura do estirão de crescimento nos rapazes. [65-6767]Herman-Giddens e colegas analisaram dados de várias fontes para avaliar as diferenças étnicas na altura do surto de crescimento nos rapazes. [68]A avaliação das diferentes fases do surto de crescimento pubertário foi efectuada utilizando o método de Tanner para a avaliação das caraterísticas sexuais secundárias. Os resultados mostram uma diferença estatisticamente significativa na idade média de início das alterações pubertárias nos rapazes negros em comparação com os rapazes brancos ou hispânicos. No entanto, o momento da maturação sexual não diferiu significativamente entre os rapazes brancos e hispânicos.

O nosso estudo mostra que o pico do surto de crescimento na adolescência, que foi determinado utilizando o método CVM, é atingido nas raparigas com a idade de 14,21 ± 1,47 anos. [808182]Esta idade foi determinada como sendo 14,15 ± 0,93 anos para as raparigas sauditas, 13,53 ± 1,12 anos para as raparigas gregas e 14,36 ± 0,70 anos para as raparigas turcas.

[80 81]Do mesmo modo, a idade média de conclusão do surto de crescimento pubertário para os rapazes da nossa amostra foi de 14,87 ± 1,14 anos, enquanto foi de 15,88 ± 1,02 anos para os rapazes sauditas e de 14,65 ± 0,95 anos para os rapazes gregos.

Padrão facial sagital e momento do surto de crescimento em adolescentes:

A fase de crescimento pubertário é caracterizada por uma mudança dramática na fisiologia do corpo. A transição da infância para a idade adulta é acompanhada por uma alteração significativa do metabolismo e do equilíbrio hormonal do organismo. O aumento das hormonas de crescimento durante o surto de crescimento pubertário tem efeitos diferentes no crescimento e desenvolvimento das várias estruturas craniofaciais. Nos estudos de crescimento efectuados por Bolton e Michigan, o aumento do comprimento da mandíbula durante o surto de crescimento pubertário é de 4,0 a 8,0 mm.[83] Em contrapartida, o aumento do comprimento da maxila durante o mesmo período é de apenas 1,5 a 3,0 mm.[83] Para além das alterações no tamanho, foram também observadas alterações significativas no alinhamento das várias estruturas craniofaciais.[35,39]

Durante o surto de crescimento na adolescência, o potencial de crescimento do doente, que normalmente se caracteriza pela presença de células progenitoras em vários locais de crescimento, é rapidamente esgotado. Isto leva a uma rápida depleção da população de células progenitoras e, por conseguinte, a uma redução significativa do potencial de crescimento adicional, o que, em última análise, resulta numa forma facial mais estável e adulta.[45]

Um início tardio do surto de crescimento durante a puberdade leva a um rápido crescimento dos ossos maxilares quando estes já atingiram um tamanho maior. Esta "descolagem" do crescimento a partir de um tamanho inicial relativamente grande de várias estruturas do corpo leva provavelmente a um tamanho final maior. Da mesma forma, em crianças com um início precoce do surto de crescimento durante a puberdade, o tamanho final das várias estruturas do corpo tende a ser pequeno.[45] O mesmo conceito foi utilizado por vários autores que sugeriram que uma mandíbula curta nas raparigas pode estar relacionada com o facto de estas estarem a entrar na puberdade.

O surto de crescimento é, em média, 1,5 a 2 anos mais cedo do que nos rapazes.[45] Estas teorias são confirmadas pelos resultados de estudos anteriores, que mostram que o surto de crescimento começa mais cedo em crianças com más oclusões de Classe II, resultando num tamanho mandibular final pequeno, e mais tarde em crianças com más oclusões de Classe III, resultando numa mandíbula grande no final do surto de crescimento.

[15]Armondet al. realizaram um estudo com dados transversais de 391 crianças brasileiras e concluíram que as crianças com má oclusão de Classe II tinham duas vezes mais probabilidade de amadurecer mais cedo do que as crianças com uma relação mandibular de Classe I. [84]Resultados semelhantes foram obtidos por Salazar-Lazo et al. , que encontraram uma diferença de cerca de 6 meses no tempo de início da placa de crescimento puberal entre crianças com má oclusão de Classe I e Classe II. Por outro lado, estudos que compararam a idade média de início da placa de crescimento puberal entre crianças Classe I e Classe III não encontraram diferenças significativas entre os dois grupos.[85] No entanto, vale ressaltar que a duração do pico de crescimento puberal nas crianças Classe III foi, em média, 5 meses mais longa do que nas crianças Classe I.[85,86]

Uma maior duração do surto de crescimento pubertário pode implicar um período mais longo de alteração da fisiologia corporal que favorece o rápido crescimento mandibular. O nosso estudo relata que o surto de crescimento pubertário culmina significativamente mais tarde nos indivíduos da Classe III em comparação com os da Classe I (14,26 ± 1,37 vs. 14,08 ± 1,14 anos nas raparigas; 15,39 ± 1,19 vs. 14,30 ± 1,30 nos rapazes). Estudos anteriores também relataram diferenças significativas na duração do surto de crescimento puberal entre as três classes esqueléticas. Para testar a hipótese de que uma duração mais longa do surto de crescimento pubertário é suscetível de resultar numa mandíbula comparativamente grande, foi realizado um estudo que comparou o aumento do tamanho mandibular durante o surto de crescimento pubertário entre três classes esqueléticas. Os resultados desse estudo longitudinal mostraram que o aumento incremental no tamanho da mandíbula era comparável em crianças com as três classes esqueléticas.[40] Portanto, é imprudente assumir que uma longa duração do surto de crescimento puberal é a razão para uma mandíbula grande em crianças com três classes esqueléticas.

Há também evidências claras de que a mandíbula em casos de prognatismo mandibular geralmente continua a crescer significativamente mesmo após o surto de crescimento puberal. [63,87] Portanto, as informações sobre a idade de início e a duração do surto de crescimento puberal fornecem poucas informações sobre o tamanho final da mandíbula.

Nas recomendações atuais, o estágio 3 do MCV é recomendado como o momento ideal para iniciar a ortodontia funcional para o tratamento da má oclusão mandibular. [352]No entanto, Weaver et al. realizaram um estudo para obter a opinião de 512 ortodontistas sobre os limites de idade para iniciar a terapia com aparelhos funcionais em pacientes Classe II. A mediana da idade máxima para o início da ortodontia funcional foi de 13,5 anos para as meninas e 15 anos para os meninos, segundo os ortodontistas envolvidos no estudo. Nossos resultados mostram que a idade de 14,21 ± 1,47 anos para as meninas representa a fase de desaceleração do crescimento, após a qual o surto de crescimento adolescente está essencialmente completo. Estes resultados mostram que a idade em que se completa o surto de crescimento pubertário nas raparigas é superior à idade esperada e que o desvio-padrão (18 meses) é grande, o que significa que a probabilidade de obter um resultado terapêutico adequado é bastante elevada se o tratamento for iniciado aos 13,5 anos. Por outro lado, a idade média de desaceleração do estirão de crescimento nos rapazes foi de 14,87 anos, com um desvio padrão relativamente pequeno de 1,14 anos (13,7 meses). Isso sugere que a idade de 15 anos pode ser muito tarde para a maioria dos meninos iniciarem a ortodontia funcional e que isso pode resultar apenas na correção parcial da relação de Classe II da mandíbula. Embora possa ser difícil alcançar uma relação mandibular ideal nessa idade, a terapia com aparelhos funcionais pode resultar em um resultado satisfatório do tratamento e em um número global menor de pacientes que necessitam de cirurgia ortognática em casos com um plano de tratamento equívoco que flutua entre camuflagem e cirurgia ortognática. Além disso, a tendência ao crescimento mandibular tardio nos meninos pode justificar o uso de aparelhos funcionais, mesmo que as vértebras cervicais representem a fase mais lenta do surto de crescimento adolescente.[86] Entretanto, a seleção de casos torna-se mais crítica nesses cenários, pois o uso de
Os aparelhos funcionais durante a desaceleração do crescimento pubertário podem levar a efeitos dentoalveolares importantes, que podem ser contraproducentes em pacientes com incisivos superiores já retroinclinados e incisivos inferiores proclinados.

Padrão facial vertical e momento do surto de crescimento em adolescentes:

[16]Um estudo anterior realizado por Gottimukkalaet al demonstrou que tanto os rapazes como as raparigas com um formato de rosto longo atingem a maturidade dentária muito mais cedo do que aqueles com um formato de rosto curto. Para além disso, o mesmo estudo investigou a relação entre a maturidade esquelética e a idade cronológica e referiu que as crianças com um rosto comprido tinham uma idade esquelética mais avançada do que as crianças com um padrão facial curto. A diferença média entre os dois grupos foi de 0,37 anos (4,4 meses) e foi estatisticamente significativa (p = 0,002). No nosso estudo, no entanto, essa diferença foi de apenas 0,15 anos (1,8 meses) e, portanto, não atingiu o nível de significância. [16]A diferença entre os nossos resultados e os resultados de Gottimukkalaet al pode dever-se a diferenças raciais. As diferenças étnicas no desenvolvimento dentário e esquelético estão bem descritas na literatura.[67] Além disso, diferenças no estado nutricional, na saúde geral e no clima também podem explicar a diferença nos resultados dos dois estudos.

[39]Björk demonstrou que o surto de crescimento pubertário não é apenas acompanhado por um aumento do tamanho dos vários ossos maxilares, mas que também pode ocorrer uma rotação da mandíbula no sentido horário ou anti-horário durante esta fase de crescimento acelerado. [75]Lee descreveu vários padrões de crescimento mandibular que podem influenciar simultaneamente as relações verticais e sagitais da mandíbula. Por exemplo, um surto de crescimento puberal precoce em indivíduos da Classe II e um padrão facial longo podem estar relacionados a um padrão de crescimento mandibular típico, no qual há rotação da mandíbula para baixo e para trás. No entanto, a interação entre as mudanças rotacionais das bases mandibular e maxilar e o diferente momento do surto de crescimento puberal requer mais investigação.[35,39]

Limitações dos estudos de crescimento:

[88,89]Ainda existe controvérsia sobre o melhor método para avaliar o estado de desenvolvimento de uma criança, uma vez que alguns profissionais continuam a dar igual importância à idade dentária e cronológica em comparação com a idade esquelética. Alguns estudos referem uma fraca correlação entre a MCV e o surto de crescimento mandibular, pelo que desencorajam a utilização deste método para avaliar o potencial de crescimento mandibular.[90,91] No entanto, existem fortes evidências a favor da MCV, tornando-a um método altamente fiável para avaliar o pico de crescimento mandibular.[3,9-12,14,92-94] Uma revisão sistemática e meta-análise recentes apoiam a sua validade e declaram-na uma alternativa às radiografias da mão e do pulso para a avaliação da maturidade esquelética. [9596]Apesar de todos os aspectos encorajadores do método CVM, uma análise completa do crescimento e desenvolvimento é melhor realizada num estudo longitudinal para obter resultados mais fiáveis. No entanto, os estudos

longitudinais requerem a exposição repetida a raios X, o que é difícil de justificar de acordo com as actuais diretrizes éticas. Os registos cefalométricos em série dos estudos de crescimento de Bolton Brush, Burlington e Michigan podem ser utilizados para avaliar a idade média da MCV; no entanto, a aplicabilidade destes resultados é limitada devido a diferenças étnicas significativas. Existem provas claras de que o aumento da massa gorda corporal pode levar a um início precoce das alterações do crescimento pubertário. Do mesmo modo, o exercício regular e a redução da massa gorda corporal estão associados a um início tardio do surto de crescimento pubertário.[72] Neste contexto, recomendamos a realização de estudos prospectivos que incluam a avaliação do índice de massa corporal (IMC), hábitos alimentares e atividade física como possíveis factores de influência. O ângulo ANB não é capaz de distinguir o crescimento anormal da maxila do crescimento anormal da mandíbula. Além disso, a confiabilidade do ângulo ANB na avaliação das relações mandibulares tem sido questionada por alguns autores, pois pode ser mal interpretada devido à morfologia craniofacial incomum, bem como a erros de medição e rastreamento.[51] Nesse contexto, um estudo longitudinal baseado em uma técnica de imagem 3D deve ser realizado para explicar melhor as variações no tempo de crescimento craniofacial.

REFERÊNCIAS

1. Sassouni V. Uma classificação dos tipos esqueléticos faciais. Am J Orthod. 1969;55:109-23.

2. Carvalho AC, Paiva SM, Scarpelli AC, Viegas CM, Ferreira FM, Pordeus IA. Prevalência de má oclusão na dentição decídua em uma amostra de base populacional de pré-escolares brasileiros. Eur J Paediatr Dent. 2011;12:107-11.

3. Baccetti T, Franchi L, McNamara JA. O método de maturação vertebral cervical (CVM) para avaliar o momento ideal de tratamento em ortopedia dentofacial. Semin Orthod. 2005;11:119-29.

4. Fishman LS. Podem as radiografias cefalométricas da coluna cervical ser utilizadas em vez das radiografias mão-punho para determinar a idade de maturidade de um paciente? Am J Orthod Dentofacial Orthop. 2002;122:18-9.

5. Hunter WS. A correlação do crescimento facial com o tamanho do corpo e a maturação esquelética na adolescência. Angle Orthod. 1966;36:44-54.

6. Hägg U, Taranger J. Skeletal stages of the hand and wrist as indicators of pubertal growth spurt. Ata Odontol Scand. 1980;38:187-200.

7. Hägg U, Taranger J. Menarche and voice change as indicators of pubertal growth spurt. Ata Odontol Scand. 1980;38:179-86.

8. O'Reilly M, Yanniello GJ. Mudanças no crescimento mandibular e maturação vertebral cervical - um estudo cefalométrico longitudinal. Angle Orthod. 1988;58:179-84.

9. Franchi L, Baccetti T, McNamara JA. Mandibular growth in relation to cervical spine maturation and height (Crescimento mandibular em relação à maturação da coluna cervical e altura). Am J Orthod Dentofacial Orthop. 2000;118:335-40.

10. Lamparski DG. Determinação da idade esquelética a partir de vértebras cervicais [tese de mestrado]. Pittsburgh, Penn: Departamento de Ortodontia, Universidade de Pittsburgh; 1972.

11. Hassel B, Farman A. Assessment of skeletal maturation using cervical vertebrae (Avaliação da maturação do esqueleto utilizando as vértebras cervicais). Am J Orthod Dentofacial Orthop. 1995;107:58-66.

12. Baccetti T, Franchi L, McNamara JA. Uma versão melhorada do método de maturação vertebral cervical (CVM) para a avaliação do crescimento mandibular. Angle Orthod. 2002;72:316-23.

13. Rasool G, Shaheed S, Adil S. Alterações relacionadas com a idade na morfologia das vértebras cervicais durante o desenvolvimento do adolescente. Pak Oral Dent J. 2010;30:363-70.

14. Sander DJ. Utilização dos estágios da MCV na avaliação de pacientes ortodônticos jovens para estimar o potencial de crescimento [Tese de doutorado]. Tennessee: Conselho de Estudos de Pós-Graduação, Universidade do Tennessee; 2009.

15. Armond MC, Generoso R, Falci SGM, Ramos-Jorge ML, Marques LS. Maturação esquelética das vértebras cervicais: associação com diferentes tipos de má oclusão. Braz Oral Res. 2012;26:145-50.

16. Gottimukkala P, Gandikota CS, Challa PL, Perumalla K, Palla Y, Juvvadi SR. Avaliação da maturação esquelética e dentária de crianças com rosto curto e rosto comprido na população do Sul da Índia. J Ind Orthod Soc. 2012;46:148-53.

17. Fishman L. Idade cronológica versus idade esquelética, uma avaliação do crescimento craniofacial. Angle Orthod. 1979;49:181-9.

18. Günther AL, Karaolis-Danckert N, Kroke A, Remer T, Buyken AE. A ingestão de proteínas na dieta durante a infância está associada ao momento da puberdade. J Nutr. 2010;140:565-71.

19. Chance CA. Dependência do crescimento craniofacial nos estágios de maturação vertebral cervical e nos estágios de mineralização mandibular [dissertação]. Tennessee: Universidade do Tennessee; 2006.

20. Nolla C. O desenvolvimento dos dentes permanentes. J Dent Child. 1960;27:254-66.

21. Moorrees CFA, Fanning EA, Hunt EE. Variação de idade nos estágios de formação de dez dentes permanentes. J Dent Res. 1963;42:1490-502.

22. Demirjian A, Goldstein H, Tanner JM. Um novo sistema para a avaliação da idade dentária. Hum Bio. 1973;45:211-27.

23. Greulich WW, Pyle SI. Radiographic atlas of skeletal development of the hand and wrist (Atlas radiográfico do desenvolvimento esquelético da mão e do pulso). Am J Med Sci. 1959;238:393.

24. Björk A. Timing of interceptive orthodontic measures based on stages of maturation. Trans Europ Orthod Soc. 1971:61-74.

25. Fishman LS. Avaliação radiográfica da maturação do esqueleto: um método clinicamente orientado baseado em filmes mão-braço. Angle Orthod. 1982;52:88-112.

26. Schudy FF. Crescimento vertical versus crescimento anteroposterior em relação à função e ao tratamento. Angle Orthod 1964;34:75-93.

27. Cardoso MA, Capelozza LF, An TL, Lauris JRP. Epidemiologia do padrão longo-facial em escolares do ensino médio da cidade de Bauru-SP. Dent Press J Orthod. 2011;16:108-19.

28. Cardoso Mde A, Castro RC, Li An T, Normando D, Garib DG, Capelozza LF. Prevalência do padrão face longa em indivíduos brasileiros de diferentes origens étnicas. J Appl Oral Sci. 2013;21:150-6.

29. Willems G, De Bruyne I, Verdonck A, Fieuws S, Carels C. Prevalência de caraterísticas dentofaciais numa população ortodôntica belga. Clin Oral Investig. 2001;5:220-6.

30. Stanciu R, Temelcea A, Simion I, Dorobăţ V. A epidemiologia das perturbações sagitais ao nível da base do esqueleto correlaciona-se com as suas perturbações verticais num grupo de pacientes de Bucareste. Romanian J Oral Rehab. 2010;2:7-10.

31. Coben ES. A integração das variantes do esqueleto facial. Am J Orthod. 1955;41:407- 34.

32. Wylie WL, Johnson EL. Avaliação rápida da displasia facial no plano vertical. Angle Orthod. 1952;22:165-81.

33. Goldsman S. A variação do padrão esquelético e dentário em tipos faciais adultos distintos. Angle Orthod. 1958;29:63-92.

34. Weinberg H, Kronman JH. Influência ortodôntica na altura facial anterior. Angle Orthod. 1966;36:80-8.

35. Isaacson RJ, Zapfel RJ, Worms FW, Erdman AG. Efeitos do crescimento rotacional da mandíbula na oclusão e no perfil. Am J Orthod. 1977;72:276-86.

36. Downs WB. Análise do perfil dentofacial. Angle Orthod. 1956;26:191-212.

37. Steiner CC. Cefalometria para si e para mim. Am J Orthod. 1953;39:720-55.

38. Tweed CH. O ângulo do plano mandibular de Frankfort. Am J Orthod and Oral Surg. 1946;32:175-230.

39. Björk A. Previsão da rotação mandibular. Am J Orthod. 1969;55:585-99.

40. Nanda SK. Padrões de crescimento vertical na face. Am J Orthod. 1988;93:103-16.

41. Björk A, Skieller V. Crescimento e desenvolvimento da face. Um estudo de implantes na idade da puberdade. Am J Orthod. 1972;48:61-74.

42. Enlow D. Handbook of Facial Growth, Philadelphia: WBSaunders Company; 1982.

43. Graber TM, Vanarsdall RL, editores. Orthodontics: current principles and techniques (Ortodontia: princípios e técnicas actuais). St Louis: Mosby; 2000.

44. Firouz M, Zernik J, Nanda R. Os efeitos dentários e ortopédicos de um aparelho extrabucal de alta tensão no tratamento das más oclusões de Classe II, Divisão 1. Am J Orthod Dentofacial Orthop. 1992;102:197-205.

45. Proffit WR, Fields HW. Ortodontia Contemporânea. St Louis: Mosby; 2000.

46. Engel G, Cornforth G, Damerell JM, Gordon J, Levy P, McAlpine J. Tratamento de casos de mordida profunda. Am J Orthod. 1980;77:1-13.

47. Klien P. Uma avaliação da tração cervical na maxila e nos primeiros molares permanentes superiores. Angle Orthod. 1957;27:61-8.

48. Epker BN, Fish LC, Paulus PJ. Correção ortodôntica cirúrgica da má oclusão maxilar. Oral Surg Oral Med Oral Pathol. 1978;46:171-205.

49. Bell WH, Jacobs JD, Legan HL. Tratamento da mordida profunda de Classe II por meios ortodônticos e cirúrgicos. Am J Orthod. 1984;85:1-20.

50. McNamara JA, Ellis E. Análise cefalométrica de adultos não tratados com relações faciais e oclusais ideais. Int J Adult Orthod Orthognath Surg. 1988;3:221-31.

51. Hussels W, Nanda RS. Análise dos factores que influenciam o ângulo ANB. Am J Orthod. 1984;85:411-23.

52. Weaver N, Glover K, Major P, Varnhagen C, Grace M. Age restriction in the provision of orthopaedic therapy and orthognathic surgery (Restrição de idade na prestação de terapia ortopédica e cirurgia ortognática). Am J Orthod Dentofacial Orthop. 1998;113:156-64.

53. Handelman CS, Wang L, BeGole EA, Haas AJ. Expansão rápida não cirúrgica da maxila em adultos: relatório de 47 casos utilizando o expansor Haas. Angle Orthod. 2000;70:129-44.

54. Nanda R. Biomecânica e estratégias estéticas em ortodontia clínica. St. Louis, MO: Elsevier Saunders; 2005.

55. Weinbach JR, Smith RJ. Alterações cefalométricas durante o tratamento com o Openbite Bionator. Am J Orthod Dentofacial Orthop. 1992;101:367-74.

56. Darendeliler MA, Joho JP. Dispositivo de Ativação Magnética II (MAD II)

para a correção de más oclusões de Classe II, Divisão 1. Am J Orthod Dentofacial Orthop. 1993;103:223- 39.

57. Seckin O, Surucu R. Tratamento de casos de Classe II, Divisão 1 com uma tala de tração maxilar. Quintessence Int. 1990;21:209-15.

58. Cozzani G. Tração extra-oral e tratamento da Classe III. Am J Orthod. 1981;80:638- 50.

59. Orton HS, Sullivan PG, Battagel JM, Orton S. O tratamento de mordidas tenazes de Classe III e Classe III utilizando um aparelho extrabucal mandibular. Br JOrthod. 1983;10:2-12.

60. Kook YA, Kim SH. Tratamento de recidiva de Classe III devido a crescimento mandibular tardio com ancoragem de mini-implante. J Clin Orthod. 2008;42:400-11.

61. Wolford LM, Karras SC, Mehra P. Considerações sobre a cirurgia ortognática durante o crescimento, parte 2: deformidades maxilares. Am J Orthod Dentofacial Orthop. 2001;119:102-5.

62. Wolford LM, Karras SC, Mehra P. Considerações sobre a cirurgia ortognática durante o crescimento, parte 1: deformidades mandibulares. Am J Orthod Dentofacial Orthop. 2001;119:95-101.

63. Silveira AM. Crescimento mandibular tardio na adolescência em surtos de crescimento puberal tardio, médio e avançado. Am J Orthod Dentofacial Orthop. 1985;87:86- 7.

64. Freedman DS, Khan LK, Serdula MK, Dietz WH, Srinivasan SR, Berenson GS. Relationship between age at menarche, ethnicity, period, and anthropometric measures: the Bogalusa Heart Study. Pediatrics. 2002;110:e43.

65. Kryst L, Kowal M, Woronkowicz A, Sobiecki J, Cichocka BA. Alterações seculares na altura, peso corporal, índice de massa corporal e desenvolvimento

puberal em crianças e adolescentes do sexo masculino em Cracóvia, Polónia. J Biosoc Sci. 2012;44:495-507.

66. Sun Y, Tao F, Su PY. Colaboração para a investigação sobre a puberdade na China. Estimativas nacionais dos marcos pubertários entre rapazes chineses urbanos e rurais. Ann Hum Biol. 2012;39:461-7.

67. Herman-Giddens M, Steffes J, Harris D, Slora E, Hussey M, Dowshen S, et al. Secondary sexual characteristics in boys: data from the Pediatric Research in Office Setting Network. Pediatrics. 2012;130:1059-68.

68. Tanner JM. Growth at adolescence. Oxford: Blackwell; 1962.Mumby HS, Elks CE, Li S, Sharp SJ, Khaw KT, Luben RN, et al. Mendelian randomisation study of childhood BMI and early menarche. J Obes. 2011;2011:180729.

69. Kissinger DG, Sanchez A. The association of dietary factors and age at menarche. Nutr Res. 1987;7:471-9.

70. He Q, Karlberg J. BMI gain in childhood and its association with height gain, timing of puberty and final height. Pediatr Res.2001;49:244-51.

71. Satwanti BR, Kapoor AK, Singh IP. Variations in age at menarche due to physical activity and altitude. Z Morph Anthrop. 1982;73:323-32.

72. Rozylo-Kalinowska I, Kolasa-Raczka A, Kalinowski P. Idade dentária em pacientes com caninos superiores impactados em relação à posição dos dentes impactados. Eur J Orthod. 2011;33:492-7.

73. Jamroz GM, Kuijpers-Jagtman AM, van't Hof MA, Katsaros C. Maturação dentária em tipos faciais curtos e longos. Existe alguma diferença? Angle Orthod. 2006;76:768- 72.

74. Lee BS. Momento do crescimento mandibular máximo em diferentes padrões de crescimento facial e a projeção mandibular resultante [dissertação]. Toronto: Universidade de Toronto; 2010.

75. Isaacson JR, Isaacson RJ, Speidel TM. Variações extremas no crescimento

facial vertical e variações associadas nas relações esqueléticas e dentárias. Angle Orthod. 1971;41:219-29.

76. Hotz R. Aplicação e influência instrumental das forças funcionais. Am J Orthod. 1970;58:459-78.

77. Ruf S, Pancherz H. Efeitos dento-esqueléticos e alterações do perfil facial em adultos jovens tratados com o aparelho de Herbst. Angle Orthod. 1999;69:239-46.

78. Chumlea WC, Schubert CM, Roche AF, Kulin HE, Lee PA, Himes JH, et al. Idade da menarca e comparações raciais nas raparigas dos EUA. Pediatrics. 2003;111:110-3.

79. Baidas L. Correlação entre a morfologia das vértebras cervicais e a idade cronológica em adolescentes sauditas. King Saud Univ J Dent Sci. 2012;3:21-6.

80. Litsas G, Lucchese A. Idades dentária e cronológica como determinantes do período de pico de crescimento e sua relação com os estágios de calcificação dentária. Open Dent J. 2016;10:99-108.

81. Altan M, Nebioglu DO, Iseri H. Crescimento da coluna cervical em raparigas dos 8 aos 17 anos. Um estudo longitudinal. Eur J Orthod. 2012;34:327-34.

82. Nanda RS. As taxas de crescimento de vários componentes faciais, medidas por radiografias cefalométricas seriadas. Am J Orthod. 1955;41:658-73.

83. Salazar-Lazo R, Arriola-Guillén LE, Flores-Mir C. Duração do pico do surto de crescimento na adolescência em pacientes com más oclusões de Classe I e Classe II com base numa análise da maturação vertebral cervical. Ata Odontol Latinoam. 2014;27:96-101.

84. Kuc-Michalska M, Baccetti T. Duration of pubertal peak in skeletal class I and class III subjects Angle Orthod. 2010;80:54-7.

85. García-Drago AG, Arriola-Guillén LE. Duração do pico de crescimento em

indivíduos de Classe I e III utilizando a análise da maturação vertebral cervical de Baccetti em radiografias cefalométricas laterais. Oral Health Dent Manag. 2014;13:963-6.

86. Mitani H, Sato K, Sugawara J. Crescimento do prognatismo mandibular após o pico de crescimento puberal. Am J Orthod Dentofacial Orthop. 1993;104:330-6.

87. King GJ, Keeling SD, Hocevar RA, Wheeler TT. O momento do tratamento das más oclusões de Classe II em crianças: uma revisão da literatura. Angle Orthod 1989;60:87-97.

88. Sinclair PM. A aplicação clínica de forças ortopédicas: oportunidades e limitações actuais. In: Carlson DS, Goldstein SA, editores. Biodinâmica óssea no tratamento ortodôntico e ortopédico. Monografia 27. Série de crescimento craniofacial. Ann Arbor: Centro de Crescimento e Desenvolvimento Humano, Universidade de Michigan; 1992. p. 35188.

89. Ball G, Woodside D, Tompson B, Hunter WS, Posluns J. Relação entre a maturação vertebral cervical e o crescimento mandibular. Am J Orthod Dentofacial Orthop. 2011;139:e455-e461.

90. Gray S, Bennani H, Kieser JA, Farella M. Análise morfométrica das vértebras cervicais em relação ao crescimento mandibular. Am J Orthod Dentofacial Orthop. 2016;149:92-8.

91. Perinetti G, Primozic J, Franchi L, Contardo L. Efeitos do tratamento com aparelhos funcionais amovíveis em pacientes pré-púberes e púberes de classe II: uma revisão sistemática e meta-análise de ensaios controlados. PLoS One. 2015;10:e0141198.

92. Perinetti G, Contardo L, Castaldo A, McNamara JA Jr, Franchi L. Confiabilidade diagnóstica do método de maturação vertebral cervical e da altura em pé na identificação do surto de crescimento mandibular. Angle Orthod. 2015 Nov 24 [Epub ahead of print]

93. Perinetti G, Perillo L, Franchi L, Di Lenarda R, Contardo L. Maturação da falange média do terceiro dedo e da coluna cervical: um estudo comparativo e de concordância diagnóstica. Orthod Craniofac Res. 2014;17:270-9.

94. Cericato GO, Bittencourt MA, Paranhos LR. Validade do método de avaliação da maturação esquelética baseado nas vértebras cervicais: uma revisão sistemática e meta-análise. Dentomaxillofac Radiol. 2015;44:20140270.

95. Santiago RC, de Miranda CLF, Vitral RW, Fraga MR, Bolognese AM, Maia LC. A maturação vertebral cervical como indicador biológico da maturidade esquelética. Angle Orthod. 2012;82:1123-31.

Índice

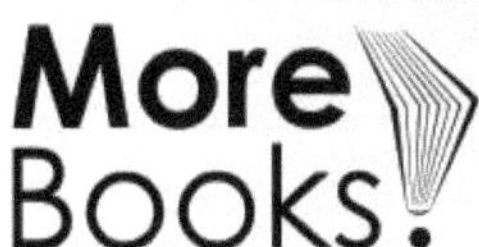

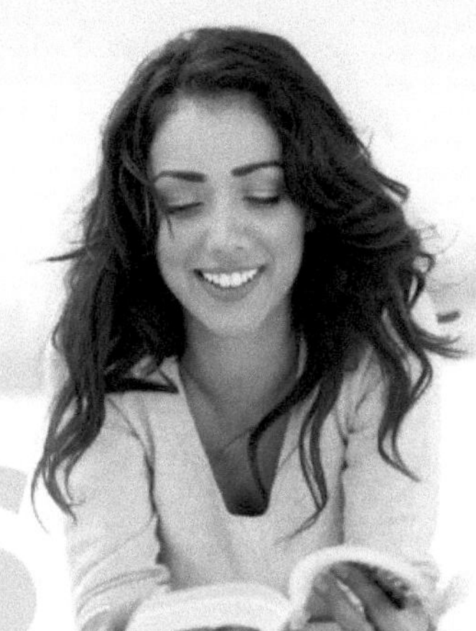

Buy your books fast and straightforward online - at one of world's fastest growing online book stores! Environmentally sound due to Print-on-Demand technologies.

Buy your books online at
www.morebooks.shop

Compre os seus livros mais rápido e diretamente na internet, em uma das livrarias on-line com o maior crescimento no mundo! Produção que protege o meio ambiente através das tecnologias de impressão sob demanda.

Compre os seus livros on-line em
www.morebooks.shop

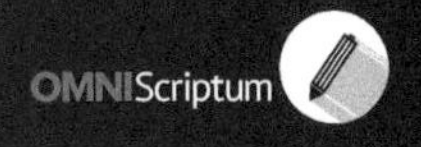

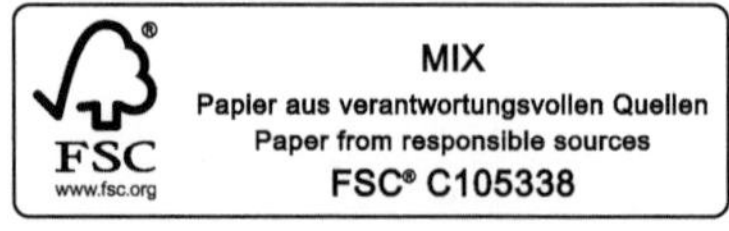

Printed by Books on Demand GmbH, Norderstedt / Germany